TRAITEMENT

DE

L'ŒSOPHAGISME

PAR

Le Dʳ S. DUBOIS, de Saujon

COMMUNICATION

FAITE AU CONGRÈS INTERNATIONAL DE MADRID

Le 29 avril 1903

PARIS

OCTAVE DOIN, ÉDITEUR

8, PLACE DE L'ODÉON, 8

1903

TRAITEMENT

DE

L'ŒSOPHAGISME

TRAITEMENT

DE

L'ŒSOPHAGISME

PAR

Le Dr S. DUBOIS, de Saujon

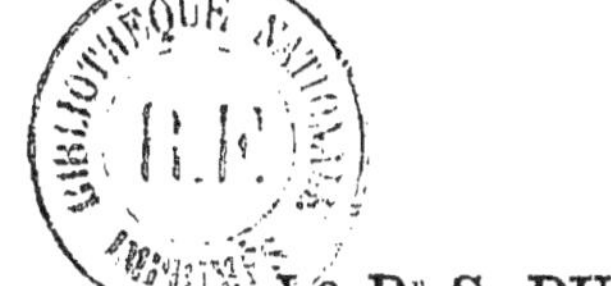

COMMUNICATION

FAITE AU CONGRÈS INTERNATIONAL DE MADRID

Le 29 avril 1903

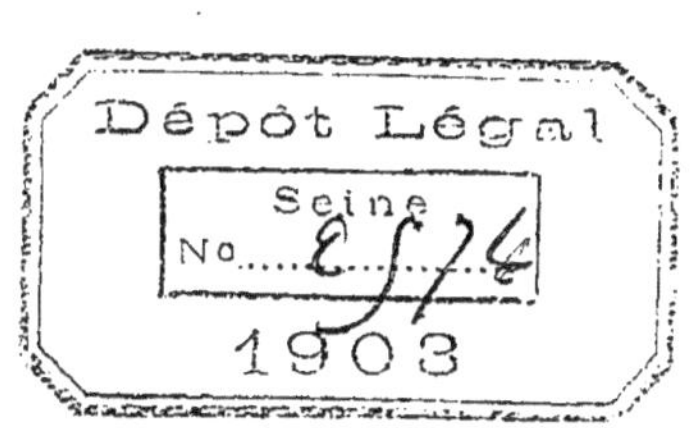

PARIS

OCTAVE DOIN, ÉDITEUR

8, PLACE DE L'ODÉON, 8

—

1903

TRAITEMENT

DE

L'ŒSOPHAGISME

Sans être fréquent l'œsophagisme chronique est moins rare qu'on ne le croit en général. Depuis huit ans, plusieurs cas se sont présentés à mon observation. Un d'entre eux a plus spécialement attiré mon attention sur cette maladie, parce qu'il évolue sur l'un de nos maîtres les plus éminents de Paris qui, depuis plus de dix ans, en est la victime résignée. Grand thérapeute pour les autres, notre confrère se borne à se passer, avant ses repas, quelques bougies coniques en caoutchouc lorsque le spasme est trop serré. Il ne veut faire aucun traitement actif.

Pour traiter efficacement cette maladie rebelle, il faut, avant tout, en rechercher les causes. Si cette recherche est bien faite, je crois que le nombre des cas d'œsophagisme idiopathique sera restreint. On trouvera comme cause soit une névrose, soit une intoxication, soit une infection (grippe chez l'un de mes malades), soit une lésion organique, soit un traumatisme ou des corps étrangers. Récemment en Allemagne, on a perfectionné les instruments permettant de voir exactement dans l'intérieur de l'œsophage. Un tube analogue à l'endoscope que Désormeaux employait pour examiner la vessie, permet, à l'aide de miroirs réflecteurs appropriés, d'examiner l'œsophage comme on examine le larynx au laryngoscope. Par cette œsophagoscopie le canal organique des rétrécissements et leur siège exact sont mis en évidence. Le Dr Violet, de Paris, qui a fait une analyse des ouvrages de George Gottstein et de Korner, me disait qu'il avait été surpris de voir combien était rare dans les statistiques, le rétrécissement spasmodique comme conséquence des lésions organiques constatées à l'œsophagoscope (2 cas sur 50).

Pour qu'il y ait œsophagisme il faut donc une disposition nerveuse particulière en vertu de laquelle une lésion matérielle identique provoquera chez l'un le spasme, alors que chez l'autre elle constituera un simple obstacle mécanique *permanent*, sans œsophagisme. C'est sur cet état nerveux spécial, provocateur du spasme que je cherche à agir par le traitement complexe que je vais exposer.

Distinguer la part que joue le spasme dans un rétrécissement organique n'est pas toujours chose facile. On en jugera par cette observation d'Axenfeld que je cite en entier parce qu'elle est réellement très instructive (1).

Le 2 mai 1872 se présente à la consultation du Dr Axenfeld la nommée Jacob Marie, âgée de trente-huit ans, blanchisseuse se plaignant de vomir depuis quelques jours tout ce qu'elle prend. « J'avale facilement, dit-elle, mais dès que les aliments ou boissons arrivent là (elle montre alors la partie antérieure et médiane de la poitrine), ils s'arrêtent et malgré moi je suis forcée au bout de quelques minutes de rejeter tout ce que j'ai pris. » M. Axenfeld, voulant être témoin du fait, demande un verre d'eau et il l'invite à boire une petite gorgée de liquide. La déglutition s'exécute avec facilité, mais la malade fait remarquer que le liquide reste au milieu de l'œsophage, et, en effet, au bout d'un mo-

(1) *Union médicale.* Paris, 1872.

ment elle rend par régurgitation l'eau qu'elle a avalée. M. Axenfeld l'admet dans son service.

Le soir elle est examinée et interrogée sur le début et la marche de l'accident. « Il y a cinq jours, dit-elle, je dînais comme à l'ordinaire ; au milieu de mon repas, je sentis qu'une bouchée de pain avait certaine peine à passer. Je n'y pris point garde et continuai mon repas ; mais presque aussitôt l'obstacle fut complet ; il me devint impossible de faire passer le pain et les aliments solides. J'essayais alors de boire, même insuccès. Cependant je ne fus pas trop effrayée, j'espérai qu'au repas suivant cet accident aussi bizarre qu'inattendu ne reparaîtrait point. Mais, vain espoir, rien absolument ne peut passer. Je ne me désespérai point encore. Le fait me paraissait tellement extraordinaire et inexplicable que je ne pouvais me figurer qu'il persisterait. Malheureusement il n'en a rien été, voici cinq jours que je rejette tout ce que j'avale. »

On lui demande aussitôt si elle n'a rien pris quelque temps auparavant qui puisse rendre compte de son état. Elle répond négativement. Le lendemain matin M. Axenfeld renouvelle l'interrogatoire, la malade fait le même récit que la veille. Il l'invite à boire devant lui, elle rend presque immédiatement après par une sorte de régurgitation.

Le Dr Blache qui par hasard se trouvait ce jour-là dans le service, examine à son tour cette femme et lui arrache, permettez-moi l'expression, un détail de la plus haute importance. La malade lui apprend qu'il y a cinq ans, elle a avalé par mégarde un verre contenant de l'acide sulfurique, croyant avaler de l'eau fraîche. « J'ai vomi, ajoute-t-elle, immédiatement le liquide dont le passsage m'avait, il est vrai, causé une vive douleur ; mais cette douleur a disparu rapidement et je ne m'en suis jamais ressentie. Je n'ai point éprouvé à ce moment d'obstacle sérieux à l'introduction des aliments, et je ne puis attribuer à ce fâcheux événement l'accident qui m'arrive aujourd'hui. Voilà pourquoi je croyais tout à fait inutile d'en parler. »

Le lendemain matin, M. Axenfeld essaie de passer par les narines une sonde œsophagienne. Il fait plusieurs tentatives, mais les sondes sont trop grosses et refusent de pénétrer. Il prend alors une bougie d'un fort calibre. Celle-ci descend sans trop de difficultés jusqu'au tiers inférieur de l'œsophage; mais là elle est arrêtée. La malade fait de violents efforts de vomissements et la sonde est retirée. M. Axenfeld, en présence de cet obstacle infranchissable, croit à un rétrécissement organique cicatriciel, il dit de faire passer la malade dans un service de chirurgie.

A la visite du soir nous sommes étonnés de la retrouver dans le service. La malade alors nous raconte qu'elle avale sans difficulté. Elle a essayé, dit-elle, de boire une heure environ après l'introduction de la sonde et le liquide n'a point été rejeté. Depuis, elle a renouvelé plusieurs fois la tentative avec le même succès et elle se propose de prendre dans la soirée un petit potage très liquide.

La joie de la malade est complète le lendemain matin. Son potage a passé sans la moindre difficulté. Elle a pu même avaler de petits morceaux de pain sans que l'envie de vomir se soit fait sentir. Après quatre jours de séjour à l'hôpital, la malade est sortie n'éprouvant plus de difficulté à faire passer n'importe quel aliment.

M. Axenfeld fait observer que le spasme a dû se produire au niveau de la stricture cicatricielle légère provoquée par l'acide sulfurique. La bougie n'avait pas franchi l'obstacle, M. Axenfeld trouvant quelque résistance et croyant à une stricture organique n'avait pas forcé.

Le simple contact de l'instrument avec la muqueuse a suffi; il y a eu relâchement subit de la couche musculeuse sous-jacente. On verra plus loin l'importance qu'il faut attacher à ce phénomène dans la cure des rétrécissements spasmodiques.

Il n'est pas douteux que chez la malade d'Axenfeld le rétrécissement cicatriciel dû à l'absorption de l'acide sulfurique devait être très faible, puisque pendant cinq ans la malade ne se doutait pas de son existence ; et il a fallu que l'élément spasmodique vînt s'y ajouter pour rendre appréciable ce léger rétrécissement cicatriciel.

Pareil phénomène doit se passer dans certains rétrécissements de l'urèthre, et j'ai la conviction que c'est à ce relâchement musculaire subit, à la myolèthe comme l'appelait le Dr Heurteloup, qu'il faut attribuer une bonne part des succès de l'intervention électrique.

Je m'explique sur ce qu'on doit entendre par *myolèthe* : μυς (muscle), λεθη (oubli). Ce néologisme a été créé par le D[r] baron Heurteloup. Dans un mémoire lu devant l'Académie des sciences, à Paris le 23 janvier 1860, il disait : « Il peut y avoir dans les muscles, sous l'influence de causes physiques ou morales, une cessation brusque de contraction qui amène la suspension plus ou moins longue de l'acte qui était en train de s'exécuter ; il y a un oubli du muscle, il y a *myolèthe*. » C'est par la myolèth e qu'il expliquait certains actes qu'on attribue maintenant à l'inhibition. Telle la frayeur faisant perdre momentanément l'usage des membres inférieurs à un homme qui veut fuir. C'est par le myolèthe que j'explique la cessation brusque du spasme œsophagien chez la malade du Dr Axenfeld dont je viens de rapporter l'histoire.

Le Dr Tripier qui a bien voulu me communiquer les notes inédites du Dr Heurteloup, expliquait par le même mécanisme la pénétration si facile de l'électrode négative chez les malades dont on soigne les rétrécissements uréthraux par l'électrolyse (*Revue internationale d'Electrothérapie*, 1891).

De tous les agents physiques qui peuvent aider au relâchement musculaire dans le spasme de l'œsophage, l'un des plus actifs m'a paru être l'électricité appliquée sous la forme d'électrolyse linéaire, laquelle permet d'obtenir avec un faible voltage, une intensité relativement élevée sur un point donné, et cela sans aucun danger. La résistance au passage du courant est faible parce que l'électrode métallique est à nu, elle agit sur un point très limité de la muqueuse, sur une simple ligne pendant quelques secondes ; trente à quarante secondes suffisent pour obtenir la myolèthe. Ce temps d'action est évidemment insuffisant pour que les tissus puissent être altérés ; c'est à peine si la muqueuse porte la trace très superficielle du contact de la lame électrolysante. Le rétrécissement est franchi avec la plus grande facilité ; grâce au relâchement musculaire, il est franchi sans efforts, sans blessures, sans cicatrices consécutives.

Immédiatement après on peut faire avaler au malade du liquide, des bouillies et même des aliments solides. On profite de la profonde stupéfaction du sujet pour lui inspirer confiance en soi et faire la rééducation de la fonction troublée ou abolie.

Et, en effet, aux névropathes (malades que nous visons plus spécialement dans cette communication), il suffit souvent de démontrer une bonne fois qu'ils peuvent faire ce qu'ils ne se croyaient plus capables de faire, pour arriver rapidement à la guérison d'accidents remontant à plusieurs années et ayant résisté à tous les traitements.

Dans notre pensée l'agent physique chez ces malades, doit intervenir pour donner son appui à nos suggestions verbales, pour les confirmer et les amplifier. Employé seul, l'agent physique réussit quelquefois comme dans l'observation d'Axenfeld ; mais souvent il échoue là où il aurait agi si, par une suggestion préalable ou subséquente, on avait préparé le malade à son action ; et par suggestion je n'entends pas une suggestion hypnotique, mais bien une simple suggestion par raisonnement et persuasion.

Peter disait : « Le rétrécissement spasmodique est une véritable folie de l'œsophage. » Il avait raison, et on se rend maître de cette folie en faisant la rééducation de la fonction.

A moins d'être en présence d'un rétrécissement très

serré et absolument infranchissable il faut habituer tout
d'abord les malades à ne pas régurgiter dès qu'ils ont
avalé. En général si le malade veut résister à son envie de
régurgiter, une partie des aliments qu'il a ingérés finit par
passer ; et c'est comme cela du reste que s'alimentent ceux
qui n'ont pas recours à la sonde ; ils avalent un tiers ou
un quart de ce qu'ils mangent, le reste est rejeté après
quelques minutes d'attente. Avec de la volonté, le malade
s'alimente malgré son spasme, mais il s'alimente mal et
insuffisamment. J'aide à cette rééducution de la fonction
œsophagienne par un procédé mécanique : le massage
vibratoire. Voici en quoi consiste ce procédé qui m'a rendu
déjà de grands services dans le traitement de la maladie
des tics (1) :

Un moteur électrique, tournant à 2.500 tours par minute,
actionne par l'intermédiaire d'un flexible un excentrique
qui tourne dans une boîte métallique à la vitesse du
moteur. Cet excentrique imprime à la boîte des mouve-
ments vibratoires rapides, lesquels peuvent être transmis
sur une partie quelconque du corps en appliquant sur cette
partie soit la boîte, soit une plaque vissée à la boîte.
Des vibrations ainsi faites à la région du cou ou au creux
épigastrique, calment le spasme de l'œsophage ; et si après
quelques minutes de ce massage vibratoire, on recom-
mande au malade de rester immobile dans une position
favorable au repos, si surtout, avant de recommander
l'immobilité, on fait au sujet des vibrations frontales à
l'aide d'un bandeau spécial en caoutchouc que j'ai fait
construire par M. Gaiffe, on obtient une détente remarquable.

Ce traitement qui aide puissamment à la rééducation de
la fonction œsophagienne, est celui que j'ai fait suivre à
Mme B...

(1) Dubois de Saujon. *Traitement de la maladie des tics.* Communication faite à la Société de thérapeutique, le 27 mars 1901. O. Doin,
éditeur.

OBSERVATION I. — Cette malade dont la seule manifestation hystérique était l'œsophagisme, et chez laquelle je n'ai trouvé aucun des autres stigmates habituels de la grande névrose, n'était pas hypnotisable. Un neurologiste fort distingué, de Bucarest, très habitué à l'hypnotisme, a essayé sans aucun résultat, et cela pendant plusieurs mois, de toutes les suggestions possibles pour guérir cet œsophagisme rebelle. Malgré l'isolement dans une maison de santé pendant six mois, malgré les soins assidus les plus éclairés, l'échec a été complet, et la malade m'est arrivée de Roumanie à Saujon, se nourrissant exclusivement avec la sonde depuis deux ans.

Agée de trente-trois ans, elle a une hérédité nerveuse assez lourde. Le père est atteint d'un tremblement familial des mains ; la tante maternelle et le père de cette tante avaient eux aussi du tremblement. Elle a une sœur et deux frères bien portants. Pas de maladie grave dans l'enfance ; réglée à quinze ans, elle a, vers l'âge de seize ans, une pneumonie double avec vomissements de sang. Elle se marie à dix-sept ans, devient enceinte aussitôt. Elle reste malade pendant cinq mois après ses couches. Elle a dû avoir de l'infection puerpérale d'après les renseignements qu'elle fournit.

Deuxième grossesse un an après, n'est pas malade, mais elle a des épistaxis abondantes et très fréquentes. Suites de couches normales. Deux ans plus tard, troisième grossesse. Entre les deux, appendicite guérie sans opération : la veille du jour où on devait l'opérer, il y a une évacuation purulente par le rectum.

Après le troisième accouchement, métrite qu'elle ne fait traiter que deux ans plus tard après avoir eu une très forte hémorragie. C'est après cette hémorragie que pour la première fois survient un spasme de l'œsophage ; spasme très violent, dit la malade, et ressenti en arrière du larynx. Pendant une demi-journée le spasme empêche la déglutition de tout aliment solide ou liquide.

Ce violent spasme, survenu subitement à la suite d'une hémorragie rappelle à la malade que, depuis plusieurs années, elle avait de temps en temps, mais à un degré très faible, une difficulté à avaler avec gêne ressentie au niveau du point où le spasme vient d'avoir lieu. Affaiblie par son hémorragie, elle reste au lit quatre mois et elle ne peut se nourrir qu'avec quelques gorgées de lait prises fréquemment et par très petites quantités à la fois.

Croyant que le spasme est réflexe èt sous la dépendance de la métrite, on soigne régulièrement l'utérus, mais le spasme ne passe pas. On pense alors que les soins médicaux et les pansements sont insuffisants, on propose un curettage qui est fait à Bucarest et après lequel la métrite est guérie, mais sans modification de l'œsophagisme. Dans la maison de santé où la malade est installée pour son opération on commence l'alimentation régulière à la sonde. Deux mois après son curettage, Mme B... encore alitée a brusquement, sans cause connue, une hémoptysie qui met sa vie en danger. On la gave tant pour la remonter que pour lui faire absorber de la viande crue, dans le but de lutter contre une tuberculose que l'on croit imminente. L'état général est très mauvais; on constate de la matité au sommet du poumon droit et des signes évidents de congestion, mais pas de craquements. La malade a de la fièvre pendant deux mois. Peu à peu, sous l'influence des gavages elle se rétablit au point de vue de l'état général et de l'état du poumon, mais le spasme n'est en rien modifié.

C'est alors que les Drs Marinesco et Obrégia, de Bucarest, essaient pendant plusieurs mois de traiter la malade par la suggestion hypnotique; ils ne réussissent pas, et la malade ne peut plus rien prendre sans sonde.

C'est dans ces conditions (juillet 1902) qu'elle part pour Paris où elle consulte plusieurs de nos maîtres. L'un d'eux M. le Professeur Raymond a l'idée de nous l'adresser, et elle m'arrive à Saujon à la fin de juillet, accompagnée d'un médecin qui, en cours de route, lui a fait ses gavages à la sonde.

Je ne trouve rien au sommet des poumons. La malade pèse 52 kilogrammes.

En passant la plus petite des olives de Trousseau, je trouve deux rétrécissements spasmodiques, l'un très haut derrière le larynx à 15 centimètres de l'arcade dentaire ; l'autre au niveau du cardia à 44 centimètres de l'arcade dentaire ; sensation de ressaut au niveau des points rétrécis en retirant l'instrument. Aucun stigmate hystérique n'est constaté, pas de troubles de la sensibilité, pas de rétrécissement du champ visuel.

La malade raconte que son spasme est devenu beaucoup plus violent depuis le chagrin qu'elle a éprouvé du fait de la mort d'une fillette de douze ans, emportée en quelques jours par une appendicite, trois ans auparavant. C'est après la mort de cette enfant qu'elle a éprouvé pour la première fois la sensation d'une boule formant obstacle au niveau du larynx. Avant cette époque il y avait gêne pour avaler, mais il n'y avait jamais eu arrêt complet du bol alimentaire. D'autres chagrins domestiques, un procès en divorce, sont venus aggraver la situation.

En raison de l'irritabilité nerveuse très grande de la malade, je me décide, avant de faire un traitement électrolytique, à employer le massage vibratoire suivi de repos avec *immobilité absolue* pendant un quart d'heure, immédiatement après chaque séance de massage. Pendant la séance d'immobilité, suggestion verbale avec affirmation que la malade pourra ne pas régurgiter comme elle le fait toujours dès qu'elle a bu quelques gorgées de liquide. Dès la première séance je réussis, en effet, à faire passer trois gorgées de lait sans trop de difficultés. Ces séances sont répétées tous les jours pendant trois semaines et peu à peu la malade arrive à boire sans difficulté, en ma présence, une grande tasse de lait, ce qu'elle ne faisait pas depuis plus de deux ans.

Après trois semaines, première séance d'électrolyse linéaire à 25 milliampères pendant une demi-minute. La séance est bien supportée, et le lendemain la malade peut manger un peu de pain. Séance d'électrolyse tous les 10 jours, du 9 septembre à la fin d'octobre. Les gavages sont supprimés au commencement d'octobre, la malade fait trois repas par jour, prenant de préférence des bouillies, des œufs, un peu de viande cuite (poulet, veau, cervelles) et des fruits. Le 20 octobre, elle pèse 56 kilogrammes au lieu de 52. Elle part de Saujon à la fin d'octobre. Je l'observe à Paris jusqu'à la fin de décembre et je constate que l'amélioration s'accentue de jour en jour. La malade prend régulièrement ses repas dans sa chambre, elle n'ose pas encore manger en public, éprouvant, dit-elle, plus de gêne lorsqu'on l'observe, redoutant toujours un spasme l'obligeant à régurgiter devant d'autres personnes. Elle retourne en Roumanie en janvier, me promettant de revenir achever sa guérison à Saujon l'été prochain si les spasmes ne disparaissent pas complètement pendant l'hiver. Le 24 mars dernier elle m'écrit : « Tout le monde trouve que j'ai fait beaucoup de progrès pour manger, ce que je fais maintenant à la table commune. J'ai le spasme très rarement et peu douloureux, jusqu'à présent je n'ai pas eu besoin de médicaments, vous comprenez qu'il (le spasme) n'est pas violent du tout. »

Il y a deux ans j'ai communiqué au Dr Larat l'observation ci-dessous qu'il a publiée dans son *Traité pratique d'électricité médicale* (1), observation relatant ma première guérison du rétrécissement spasmodique de l'œsophage par l'électrolyse.

OBSERVATION II. — Ma malade, vieille demoiselle de 60 ans, était nerveuse. Depuis six ou sept ans, elle éprouvait de la difficulté à avaler. Progressivement et lente-

(1) LARAT. *Traité pratique d'électricité médicale*. Paris, 1901.

ment cette difficulté alla en s'accentuant d'année en année, à un point tel que lorsque la malade vint me voir elle ne prenait plus que quelques cuillerées de bouillon, ayant la consistance d'une crème un peu épaisse. Trop liquides ou trop épais, les aliments ne passaient pas.

L'introduction de la plus petite des olives œsophagiennes de Trousseau heurtait l'obstacle à environ 3 centimètres au-dessous du niveau du larynx. On éprouvait à ce niveau la sensation d'un rétrécissement à consistance charnue qu'on aurait peut-être pu vaincre par un effort violent, mais qui ne cède pas à un effort modéré. Le passage d'une sonde œsophagienne en gomme, à bout olivaire dont l'extrémité correspondait au n° 6 de la filiaire et la partie renflée au n° 20, était possible.

L'introduction se faisait sans ressaut et laissait percevoir une sensation de glissement à frottement doux dans un canal étroit.

La dilatation progressive ayant échoué entre les mains d'un chirurgien habile, le D' Duplouy, de Rochefort, qui avait soigné la malade avant moi, je songe à l'électrolyse linéaire. Je fabrique moi-même mon électrolyseur en fendant la sonde en gomme dont je m'étais servi, sur une longueur de 5 centimètres et en adaptant dans la fente une petite lame de platine, lame mousse que je relie à l'aide d'un fil métallique placé dans l'intérieur de la sonde au pôle négatif d'une batterie de piles à courants continus.

Pendant une minute, je fais passer un courant de 15 milliampères au niveau de la partie rétrécie; je dégage la sonde, je la retourne et je fais dans cette même séance une seconde application pendant une minute et demie avec la même intensité sur le point diamétralement opposé. Trois jours après, nouvelle application latéralement et à droite, puis trois jours après latéralement et à gauche.

Dès le lendemain de la première séance la malade avale mieux et l'introduction de l'olive n° 2 de Trousseau est facile. Après les troisième et quatrième séances la malade avale du pain et on peut passer la plus grosse olive.

Deux ans après Mlle A... revient me voir, me disant qu'elle mange, mais qu'elle redoute une rechute ; je la rassure après avoir constaté que je puis introduire les unes après les autres, et cela sans difficulté toutes les olives de Trousseau. Cette malade n'avait avalé aucun liquide corrosif, elle n'avait eu ni syphilis, ni maladie infectieuse.

OBSERVATION III (recueillie à l'Hôpital des Enfants, Paris : Service de M. le Dr Grancher, par le Dr Larat, à Paris).

B... Paul, âgé de onze ans. Père vivant âgé de trente-cinq ans très bien portant, pas de neuro-arthristisme, mère bien portante a eu trois enfants, une fille née avant terme (huit mois), un autre enfant, garçon de sept ans, bien portant.

Paul, âgé de onze ans, est né à terme, accouchement normal, nourri au sein, assez irrégulièrement. En outre du sein, l'enfant prenait deux biberons par jour. Sevré à huit mois pour cause de grossesse sans accidents. Constipé dans les premières années de sa vie. Rougeole à cinq ans, coqueluche à six ans.

Vers l'âge de quatre ans, il a commencé à être pris de crises nocturnes. Une ou deux fois par mois l'enfant réveillait ses parents pour vomir, il ne rendait alors que de la mousse. Ces crises deviennent plus fréquentes vers l'âge de six ans ; elles se reproduisent tous les deux ou trois jours. Les vomissements surviennent alors au cours des repas, mais l'enfant ne rendait jamais que les dernières bouchées de la nourriture ; ce qui était introduit dans l'estomac n'était pas rendu, les vomissements se faisaient sans douleurs. A ces moments de crise, l'enfant se plaint seulement d'une lourdeur le long du trajet œsophagien.

Vers sept ans, des médecins consultés ont diagnostiqué : malaises d'estomac d'origine nerveuse. Enfermé chez le

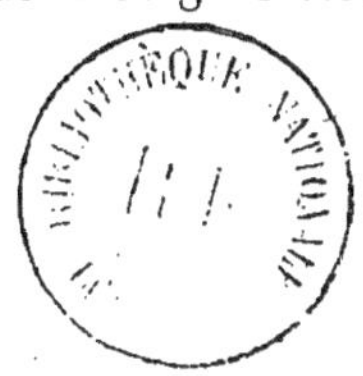

Dr Sollier, il est traité par les punitions et la persuasion. On dit à l'enfant que ses parents l'ont abandonné; dès lors il refuse complètement de s'alimenter. On prévient les parents d'avoir à revenir chercher leur enfant; le contentement est tel que pendant six mois il n'a aucune crise.

En avril 1896, les vomissements étant redevenus très fréquents coïncident généralement avec des émotions même légères. On amène l'enfant à l'hôpital et M. le Dr Boulloche constate un rétrécissement spasmodique de l'œsophage siégeant dans la première partie du trajet.

Peu à peu les spasmes deviennent plus fréquents. Lorsque le spasme existe, l'enfant rend tout ce qu'il essaie d'introduire dans son estomac; en dehors des spasmes, le liquide passe assez facilement, mais la viande et les légumes sont rendus immédiatement.

Quand on persuade à l'enfant qu'il peut avaler et qu'il doit essayer, il arrive fréquemment que les aliments passent. L'enfant dit qu'il se rend compte du passage de ses aliments dans l'estomac.

Les divers traitements que l'enfant a suivis sont: l'hydrothérapie, lotions, douches, l'électricité. M. Larat a fait un Rœtgen sans résultat; on administre sans succès des potions à la cocaïne, des potions à la liqueur d'Hoffmann et des bromures.

M. Renault consulté a trouvé que le rétrécissement siégeait plus près du cardia qu'on ne l'avait noté au premier examen.

25 novembre 1898. On essaye de sonder l'estomac. Le cathéter œsophagien est arrêté mais très incomplètement à l'entrée de l'œsophage : mais il est complètement arrêté à 28 centimètres de l'arcade dentaire. Le tube de Debove ne peut pas passer. Après les tentatives de cathétérisme, l'absorption des aliments se fait plus facilement pendant quelques heures.

27 novembre. Vu par le Dr Larat. L'examen radioscopique montre que la sonde s'arrête dans l'œsophage un peu

au-dessus du diaphragme. Saillie anormale à gauche de la colonne vertébrale en haut.

L'enfant n'allant pas mieux qu'à son entrée à l'hôpital, les parents le retirent le 4 décembre.

Il revient à la consultation en février 1899, toujours dans le même état.

Le 8 février 1899, première séance d'électrolyse linéaire œsophagienne avec le concours du Dr Dubois, de Saujon. Durée : 1 minute 1/2; intensité : 45 à 50 milliampères. Courant très bien supporté, très peu de douleur.

Le malade avale immédiatement après des bouchées de pain. Le lendemain il essaie d'avaler de la viande ce qui provoque un spasme d'une durée de 10 heures.

Le lendemain 9 février, il ne peut avaler que du liquide, des panades et des petits gâteaux. Le 14 février, il avale une petite flûte de pain très facilement.

15 février : nouvelle séance d'électrolyse. Intensité : 48 milliampères ; durée : 1 minute 1/2, bien supportée. L'enfant dit qu'après la séance il ne sent plus le passage du pain au niveau du rétrécissement comme il le sentait chaque fois auparavant.

22 février : 3e séance d'électrolyse. L'enfant a rendu en sortant une petite partie du pain qu'il venait d'avaler. Durant la semaine il a mangé régulièrement des aliments qu'il ne pouvait plus manger depuis longtemps : purées de pommes de terre, salades cuites, cervelles, sardines avec pain et beurre, œufs brouillés, foie de veau, etc. Tous ces aliments provoquaient auparavant des spasmes. Dans le cours de la semaine il a eu 4 ou 5 spasmes. Intensité : 50 milliampères ; durée : 1 minute 1/2.

1er mars : 4e séance. — Dans la semaine le malade a eu 4 spasmes très courts. Il s'alimente mieux : la viande cependant détermine encore des vomissements, tous les autres aliments sont parfaitement absorbés sans déterminer aucune phénomène.

15 mars : 5e séance. Mêmes conditions.

Du 15 mars ou 3 mai : 4 séances semblables. On note amélioration, deux ou trois spasmes très fugaces pendant la semaine, mais l'enfant refuse toujours de manger de la viande.

De mai à octobre 1900 : séances tous les 8 ou 15 jours. L'enfant est bien sauf pendant certains jours d'orage où les spasmes reparaissent.

On note le 15 octobre que le malade a passé trois mois à peu près sans spasmes à la condition que l'alimentation soit en purée ; le 15 octobre il a essayé d'avaler du blanc de poulet qui a provoqué des spasmes. La santé générale du malade est bonne, il a engraissé notablement.

En février 1901 suspension de ce traitement pendant 4 mois, pour voir si l'effet du traitement se maintient. Les spasmes reparaissent ; on reprend le traitement en avril 1901 et il est poursuivi dans les mêmes conditions jusqu'en décembre 1902 et avec des résultats analogues ; c'est-à-dire qu'une interruption un peu longue des séances détermine une exacerbation des spasmes.

En décembre 1902, dans le but d'analyser la salivation abondante qui accompagne l'introduction de la sonde œsophagienne, le Dr Larat laisse après la séance, la sonde en place pendant 10 minutes sans courant. Cette séance est suivie d'une amélioration plus marquée que les précédentes, amélioration qui se maintient sans nouveau traitement depuis deux mois. Les spasmes à l'époque où le Dr Larat me remet cette observation que nous avions prise ensemble ont presque complètement disparu (février 1903).

Chez ce malade la rééducation de la fonction œsophagienne par le procédé que je propose n'a pas été faite, aussi on peut voir combien a été longue à se produire l'amélioration. La dernière séance plus suggestive que les autres a-t-elle amené un résultat définitif, l'avenir nous l'apprendra ; mais ce malade qui est en très bonne voie, guérira sûrement si on complète par une rééducation méthodique et persévérante, les effets de l'intervention électrolytique.

OBSERVATION IV. — M. M..., homme de vingt-neuf ans. Père mort à quarante-cinq ans d'une maladie de poitrine. Mère bien portante, un frère vivant a une bonne santé. Pas de maladies graves dans l'enfance, mais il s'est toujours enrhumé très facilement; n'a eu ni pleurésies, ni fluxions de poitrine.

Le 23 novembre 1901, grippe pendant huit jours. Au bout de huit jours, l'appétit qui avait disparu revient; il veut manger et il s'aperçoit qu'il ne peut avaler les aliments solides. L'intolérance est complète et il est obligé de se nourrir exclusivement avec du lait. A diverses reprises de novembre 1901 à août 1902, il essaie de se nourrir avec autre chose, mais tout aliment solide est arrêté à la partie moyenne de l'œsophage, et le malade l'expulse par régurgitation. De temps en temps il vomit de la mousse blanchâtre et filante qu'il sent, dit-il, s'accumuler au-dessus du point où il sent que les éléments solides s'arrêtent.

Le 18 août 1902 le malade vient me consulter pour la première fois. A l'aide du cathéter œsophagien je constate qu'il existe un rétrécissement à 0 m. 18 de l'arcade dentaire L'olive n° 2 de Trousseau passe difficilement à ce niveau, on sent un ressaut en la retirant. Dès ce premier jour après avoir affirmé au malade qu'après la séance il pourra avaler du pain, je fais une séance d'électrolyse linéaire au niveau du point rétréci. Intensité : 40 milliampères. Durée une minute. La séance est bien supportée, et dès le soir le malade peut avaler des aliments solides, ce qu'il ne pouvait pas faire depuis neuf mois.

Nouvelles séances le 8 et le 22 septembre. Le malade engraisse ; il a gagné 1 kg.560 depuis qu'il a commencé son traitement. Il a vomi deux fois seulement en quinze jours, et il continue à manger chaque jour des aliments solides et des aliments en bouillie.

Le traitement est continué jusqu'à la fin d'octobre. Une séance tous les dix ou quinze jours, et le malade part pour son pays n'ayant pas vomi depuis plus d'un mois et ayant engraissé de 2 kg. 300.

OBSERVATION V. — Mme de Saint-P..., âgée de soixante et onze ans. Père mort d'une maladie du foie. Mère morte âgée sans maladie connue. La malade a eu, dès l'âge de quatre ans, de la jaunisse à la suite d'une crise de colère. Vers quinze ou seize ans nouvel ictère de nature indéterminée, probablement lithiase biliaire. Pas de crises nerveuses, mais migraines fréquentes accompagnées de vomissements, migraines qui disparaissent vers l'époque du retour d'âge.

Se marie à dix-neuf ans, a deux enfants et deux fausses couches, sans accidents consécutifs, reste réglée jusqu'à l'âge de cinquante-cinq ans. Pas de troubles gastriques.

En 1881, crise de rhumatisme articulaire aigu compliquée d'endocardite. Depuis cette époque, souffle mitral d'insuffisance.

Il y a deux ans, à la suite d'une indigestion provoquée par des champignons, elle est prise de vomissements abondants d'abord alimentaires puis glaireux. Les vomissements glaireux persistent plusieurs jours ; ils sont composés de mousse épaisse et suivis de hoquet. Depuis cette époque, hoquet fréquent en buvant. La malade s'aperçoit quelques jours après cette grosse indigestion qu'elle ne peut plus avaler que du liquide, elle se nourrit de lait. Tout aliment solide s'arrête avant de rentrer dans l'estomac et il est régurgité soit après un hoquet, soit avec un effort de vomissement. La régurgitation est souvent précédée ou suivie de vomissement de mousse épaisse paraissant s'être accumulée au-dessus de l'obstacle. L'état que je signale persiste sans grande modification depuis deux ans, et la malade depuis quelques semaines n'avalait que très difficilement son lait et n'en prenait plus qu'un litre et demi ; elle s'amaigrit beaucoup et prend une teinte cachectique qui me fait craindre l'existence d'un néoplasme cancéreux gastrique ou péri-gastrique. C'est là ma première impression lorsque la malade vient à ma consultation en février 1903. Elle est très affaiblie, et je la trouve tellement souffrante que je ne me décide pas à faire à cette visite le catéthérisme œsophagien. Bien m'en prit, car on n'eût pas manqué d'attribuer à cette intervention la crise de colique hépatique qui survînt le surlendemain et qui fut accompagnée de vomissements, de fièvre, et suivie d'ictère franc généralisé, avec urines caractéristiques et selles décolorées.

Huit jours après la crise, la malade revient me voir ; je me décide à faire l'examen de l'œsophage et je constate que la plus petite des olives de Trousseau est arrêtée à 0 m. 41 de l'arcade dentaire, probablement au niveau du cardia. Ce premier examen est assez bien supporté et j'en profite pour passer mon instrument électrolyseur qui, avec 30 milliampères pendant une demi-minute, franchit aisément le rétrécissement et pénètre dans l'estomac. Dès le soir, la malade avale du pain, ce qu'elle n'avait pas fait depuis deux ans ! Le lendemain et le surlendemain, repas plus copieux, trop copieux peut-être, tant la malade est heureuse de pouvoir avaler. Nouvelle crise de colique hépatique.

Je provoque une consultation avec le Dr Chauffard, ne voulant pas assumer la responsabilité de traiter seul une malade aussi âgée (71 ans), ayant un si mauvais état général, et voulant savoir si, d'après M. Chauffard, l'état du foie pouvait être cause provocatrice de l'œsophagisme.

Après examen attentif, M. Chauffard conclut à l'absence de lésions de foie ; il diagnostique de la lithiase biliaire, il ne voit pas de relations entre l'affection des voies biliaires et l'œsophagisme. Mais frappé de l'intensité du souffle cardiaque, il attire mon attention du côté de l'appareil circulatoire et fait par la percussion la délimitation de l'aorte, il la trouve beaucoup plus large qu'elle ne devrait être et il conclut à l'existence d'une aortite chronique pouvant par voisinage provoquer ou tout au moins entretenir l'œsophagisme.

Je dois dire que comme cause provocatrice de l'œsophagisme, en dehors des vomissements du début, il y avait eu chez cette malade de violents chagrins, lesquels sont survenus à l'époque où elle a eu cette crise d'indigestion. La palpation la plus minutieuse ne permet pas de découvrir le moindre néoplasme.

Désireux de me rendre compte du siège exact du spasme et des rapports de l'œsophage avec l'aorte dilatée, je conduis la malade chez le Dr Béclère qui fait un examen radioscopique ; il constate : 1° que le spasme a son siège immédiatement au-dessus du diaphragme, au point précis où l'œsophage traverse ce muscle ; la constatation est faite à l'aide d'un cachet de bismuth qui, avalé par la malade pendant qu'elle est devant l'écran, s'arrête au niveau du point sus-indiqué et fait tache noire très nette sur l'écran. Après un moment, on voit le cachet s'effiler, s'allonger et passer à travers le point rétréci ; 2° que l'aorte à ce niveau fait une ombre plus large que l'ombre normale.

Après ces constatations, je me décide à continuer mon traitement de l'œsophagisme ; le traitement est chaque fois très bien supporté. Je fais les trois premières séances à huit jours d'intervalle ; les séances suivantes à quinze jours d'intervalle et j'ai la satisfaction de voir la malade s'alimenter de mieux en mieux et de la voir manger de tous les aliments solides ou liquides qu'elle désire avaler. Le succès, dans ce cas, a été d'autant plus remarquable que la malade avait un état général tellement mauvais que j'avais hésité à entreprendre la cure ; j'ai fait la dernière séance avant mon départ de Paris, le 6 avril. La guérison pourrait être considérée comme complète, si, vu l'âge avancé de la malade et son état cachectique, je ne redoutais pas quelque surprise pénible du fait d'une lésion organique que l'investigation la plus minutieuse n'a pas pu déceler jusqu'à présent.

Comme on le voit d'après les observations ci-dessus, c'est surtout à l'électrolyse linéaire que j'ai eu recours pour obtenir la *myolèthe*, pour vaincre le spasme ; mais, une fois le spasme vaincu, j'ai dû par encouragements, par suggestions verbales à l'état de veille, faire la rééducation de la fonction œsophagienne.

Cette rééducation, je la crois utile même chez les malades qu'on traite par la dilatation forcée.

Ce traitement (dilatation forcée), employé par Broca en 1868, a été repris par le Dr Jacobs, d'Anvers, qui a fait sur ce sujet une communication très intéressante au Congrès de 1900.

La malade de Broca avait vingt-six ans, elle était hystérique. Son spasme était situé très haut derrière le larynx. Le caractère spasmodique du rétrécissement était prouvé par le fait qu'il disparaissait momentanément pour reprendre surtout au moment du passage des aliments. La dilatation avec les olives a été faite sans résultat. Guérison par la dilatation forcée, faite à l'aide d'un dilatateur à branches multiples. Un an après, cette malade a eu un spasme anal qui a cédé à la dilatation.

Le Dr Jacobs, d'Anvers, a fait construire un dilatateur très ingénieux que je me propose d'essayer sur l'une de mes malades si l'électrolyse est insuffisante pour provoquer la détente du spasme, la *myolèthe*.

Les quatre observations publiées par le Dr Jacobs, d'Anvers, sont très concluantes ; et il n'est pas douteux que la dilatation forcée est l'un des agents à employer dans les cas rebelles. Je préfère le massage vibratoire et l'électrolyse linéaire, qui sont des procédés inoffensifs ; et ce n'est qu'après échec de ces deux moyens que je proposerais la dilatation forcée qui, en des mains peu exercées, me paraît

susceptible de provoquer des accidents (déchirure de
l'œsophage).

En résumé le traitement de l'œsophagisme que je propose, consiste à provoquer le relâchement du spasme,
l'oubli du muscle (*myolèthe*) soit par massage vibratoire
suivi de suggestions appropriées, soit par électrolyse
linéaire (procédé de choix), soit par la dilatation progressive ou par la dilatation forcée, et à profiter de la détente
obtenue pour faire la rééducation de la fonction œsophagienne, jusqu'à guérison complète.

BIBLIOGRAPHIE

ALBERT. — Spostiche stricture des œsophagus, œsophagismus. *Allg. Wien. med. Ztg*, 1884.

AXENJELD. — Rétrécissement spasmodique de l'œsophage. *Union médicale*, 1872.

BERNHEIM. — Œsophagisme. *Diction. encyclop.*, 1880.

BERTRIN (L.). — De l'œsophagisme dans ses rapports avec les lésions de l'œsophage, de l'estomac et de l'intestin. Paris, 1885.

BOURDON (R.). — Des rétrécissements de l'œsophage. Paris, 1876.

BROTHERS. — Hypnotisme and suggestion virth a case of spasmodic stricture of the œsophagus. *Med. Rec. New-York*, 1896.

BRURTON. — On spasmodic strictur of the œsophagus. *Lancet London*, 1866.

BRAZIER. — Contribution à l'étude de l'œsophagisme. Paris, 1879.

BURALL. — Spasm. of the œsophagus. *Physician Pharmac. New-York*, 1879.

CHAMBERLAIN. — Spasmodic stricture of the œsophagus. *Proc. connect. m. Soc. Hartford*, 1877.

CORICOTO. — Spasmo del'œsophago. *Clin. di Bologno*, 1864.

COHEN. — De la gastrotomie dans les rétrécissements non cancéreux de l'œsophage. Th. doctorat, Paris, 1885.

DEROIDE. — Sur une variété peu commune d'œsophagisme (Œsophagisme réflexe). Paris-Lille, 1879.

DORCÉ. — Essai sur le rétrécissement de l'œsophage. Montpellier, 1885.

ESPEZEL (François). — Traitement du spasme de l'œsophage par la faradisation. Lyon, A. Rey, 1900.

GEORG. GOTTSTEIN. — Technik und Klinik der Œsophagoscopie.

JACOBS (d'Anvers). — Contribution au traitement chirurgical des rétrécissements spasmodiques de l'œsophage et particulièrement du cardia. *XIIIe Congrès international de Médecine et de Chirurgie de 1900, à Paris, Comptes Rendus*, 1901.

JOAL. — Etude étiologique de l'œsophagisme. *Revue laryngologique de Paris*, 1889.

GLASCOW. — Œsophageal stricture spasmodic. *St-Louis Courr. med.*, 1879.

HUTCHINSON. — Spasmodic stricture at cardiac and of œsophagus. *Arch. surg. London*, 1896.

GORIE (Emile). — Contribution à l'étude de l'œsophagisme. Paris, L. Boyer, 1900.

GODERT-DANHIENA. — Un cas d'œsophagisme dû à l'hyperchlorhydrie. *Policl. Bruxelles*, 1897.

LEWIS. — Spasmodic stricture of the œsophagus. *Rev. New-York*, 1886.

HEIN. — Die Stricturen des Œsophagus. Berlin, 1872.

MONDIÈRE. — *Arch. génér. de Médecine*, 1833.

MORENO Y ZANCUDO. — Un caso de estenosis espasmodica del œsofago y el cardia. *Rev. clin. de l'hosp. de Madrid*, 1890.

OFLIMLUS. — Contribution à l'étude du rétrécissement spasmodique de l'œsophage. Paris, 1886.

POTAIN. — Rétrécissement spasmodique de l'œsophage. *Gazette des Hôpitaux*, 1883.

PETER. — *Paris médical*, 1887.

RUSSELL. — Diagnosis et treatement of spasmodic stricture of the œsophagos. *Brit. med. J. London*, 1898.

SENEY (H.). — Contribution à l'étude du rétrécissement spasmodique de l'œsophage et du vaginisme. Paris, 1873.

ROLDOU. — Esofagismo incoercible. *Revue medic. de Bogota*, 1888.

ROSENHEIM. — Ueber Spasmus und Atonic der Opeiscröhre. *Deutsch. med. Woch.* Leipzig et Berlin, 1899.

SMITH. — Spasme of the œsophagus, 1874 à 1876.

VOINOF. — Case of gastrotomy in impossable contraction of œsophagus. *Vrach. St-Petersb.*, 1891.

WEBSTER. — Spasm. of œsophagus. Boston, 1871.

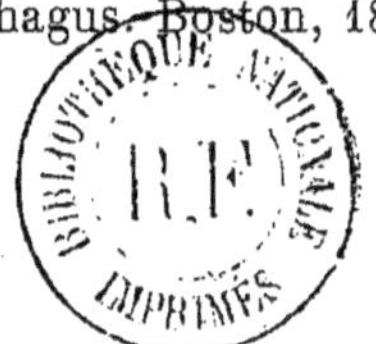

PARIS. — IMPRIMERIE F. LEVÉ, RUE CASSETTE, 17.

PARIS. — IMPRIMERIE F. LEVÉ, RUE CASSETTE, 17